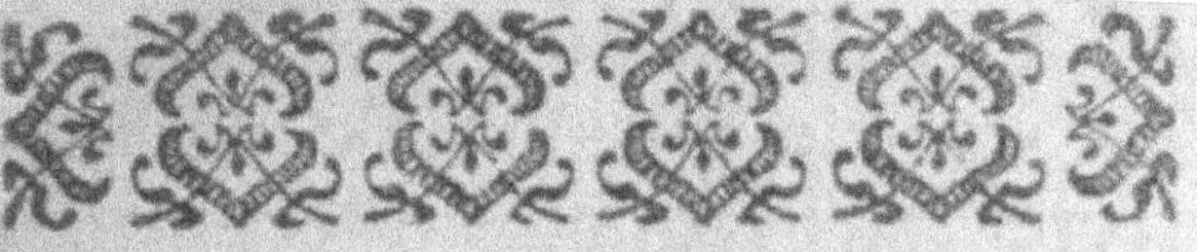

# LETTRE

## DE Mr. ***

### MÉDECIN DE RHEIMS,

### A M. DARNOUVAL,

### Médecin à Clermont.

*Où l'on essaie de démontrer les Ecarts de Mr. Astruc.*

J'Ai relu, parce que vous l'avez voulu, les écrits de M. Dibon, & ceux de M. Astruc, & je vous avouë que j'ai désiré aussi sincerement que ce dernier eût gardé le silence, que j'ai été prévenu, en faveur du premier, auquel je suis à votre exemple déterminé d'accorder mon suffrage.

A

La prolixité du Médecin *à que*
caractérise l'invincible opiniâ-
treté dans laquelle il croupit ,
& le préjugé où il est, que le
public avec lui doit s'aveugler
sur le clinquant d'une théorie
que la raison , bien conciliée à
l'expérience , dément.

Qui le croiroit , Monsieur ,
qu'un siécle comme le nôtre eût
renversé l'ordre des tems. La
Médecine qui par son origine a
sur tous les états la prééminen-
ce, qui commande & se fait obéir
des têtes couronnées , qui le
croiroit , dis-je , qu'aujourd'hui
ses affranchis ont sur elle le pas
& semblent le mériter.

D'où vient me direz-vous cet
opprobre où elle est , & quelle
secrette cause détermine le public d'éloigner le Médecin pour
lui substituer le Chirurgien dans
les maladies ? Votre demande

est juste, mais pour y satisfaire, permettés que je sois prolixe sans être Astruc.

La reconnoissance des bienfaits est un précepte & une qualité identifiée dans l'honnête homme : de-là sont écoulées ces fortunes immenses dont se sont ressentis tant de Médecins par la libéralité de leurs malades. J'ai trop de charité pour ne pas accorder aux lumieres de ceux-ci, le discernement de placer dans ceux-là le prix d'une santé que la nature seule auroit pû leur restituer.

Quoiqu'il en soit, le Médecin devenu financier, a partagé l'emploi du tems. Il le devoit tout entier ce tems, à l'étude, à la pratique ; aujourd'hui il en consacre une partie aux amusemens du siécle, & tel vous fait une peinture affreuse, quoique

A ij

vraie, de la V . . . . . . qui tous les jours court les risques de la gagner; cet homme dont la sagesse bornoit les désirs, est dévoré maintenant d'une ambition assez folle pour figurer dans un équipage, dont le faste aveugle sa raison. Les modes dont il se rend esclave éclipsent le Médecin, & m'offrent un Comédien; sa bouche autrefois le siége des oracles, est aujourd'hi l'écho des bons mots de la Ville. Séduit par le préjugé, le Doctorat lui tient lieu de doctrine : de-là naissent ces funestes *quiproquo*, ces conséquences mal fondées, ces jugemens toujours faux, cette érudition empruntée, cette suffisance ridicule. Le public est-il donc mal fondé, en concluant d'un tel homme, que n'étant qu'à demi ce qu'il doit être, il est dangereusement tout ce qu'il est.

Je suis bien éloigné de porter ce jugement sur tous les Médecins indistinctement, il en est quelques-uns dont le profond sçavoir & les succès heureux, feront triompher le mérite, & transmettront les noms à la postérité. Je les respecte : mais je ne puis me taire sur les écarts toujours nouveaux où je vois tomber M. Astruc contre les Chirurgiens. Le témoignage secret qu'il ne peut refuser à son insuffisance, n'étoit-il pas plus que suffisant pour lui imposer un silence qui ne l'eût point deshonoré. Les armes qu'il a mesurés contre les leurs, & les coups qu'ils lui ont portés, ne l'avertissoient - ils pas de quitter le combat ; & si le public veut bien le laisser à lui - même, devoit-il se vanger sur eux du mépris qu'il fait de sa pratique ?

A iij

Si la paffion d'écrire le preffe fi
fort, qu'il ne puiffe pour le bien
public la reprimer, n'auroit-il
pas fait prudemment de choifir
un fujet à fa portée, & puifqu'il
eft compilateur fi heureux, que
n'enrichiffoit-il les belles lettres
de quelque Dictionnaire hifto-
rique, fans les furcharger de
traités de médecine, dans lef-
quels il s'égare, & où le public
fe feroit égaré, fi fon nom n'y
étoit point annoncé. Son Impri-
meur me paroît intéreffé à lui
donner cet avis.

Mais contre quels Chirurgiens
M. Aftruc écrit-il ? contre des
perfonnes qui mettant de juftes
bornes à leur ambition, fe per-
fectionnent dans les connoif-
fances qui intéreffent leur état :
qui fuyant fon exemple, s'anon-
cent pour ce qu'ils font, &
laiffent entrevoir une modef-

tie captive de la sagacité de leur génie, qui dans la droiture de ses opérations reconnoît à propos la supériorité du Médecin en fuïant sa tyranie.

Je ne puis tirer d'argument plus convaincant contre ce Médecin que de l'epithete honteuse dont il se dépoüille pour obscurcir des hommes respectables. A votre avis, Monsieur, qui des deux croirez-vous *Charlatan*, de celui qui s'anonçant pour Chirurgien, vous guérira sans retour d'un mal qu'un Médecin, à l'ombre de grands titres, & sans réalité, aura inutilement combattu & irrité. Pour moi qui me plaît dans la simplicité, à l'exemple de Galien, je définirai le Médecin, celui qui guérit, ( *qui sanat, ille Medicus* ) ainsi le Chirurgien sera mon Médecin, & je qualifierai de *Charla-*

*tan*, cet homme chargé de titres enlevés au hazard, dont la pratique a nui à tant de citoyens, & qui nuiroit à tant d'autres sans le secours de la Chirurgie.

En effet convenez avec moi, Monsieur, que Paris est rempli d'un certain nombre de Chirurgiens, dont l'esprit, les études & la pratique valent l'érudition de quelques Médecins dont le nom n'est connu qu'à la faveur de l'ignorance de ceux qu'ils ont séduits.

M. *Astruc* attaque indistinctement, tous les Auteurs qui ont écrit sur les maladies vénériennes. Mais le jugement que ce Médecin porte sur leurs Ecrits, a deux défauts également suspects : il est faux dans ses conséquences ; il est altier dans son principe. L'ouvrage de ce Cen-

feur eſt un ouvrage que perſonne ne lui enviera. Chaque page
mérite une cenſure & eſt ſuſceptible de faux.

Je vais en abregé vous faire
un extrait du ridicule qu'il pre-
ſente dans quelques endroits ;
j'excepte le ſeul article, où j'ac-
corde à M. *Aſtruc* ſes concluſions ſur le jugement de ſon
Ouvrage. Perſonne, ſelon lui
& avant lui, n'a donné ſur la
V..... que des diſſertations
ſans force, ſans génie, ſans
art, écrites à la hâte, & où la
matiere eſt à peine effleurée :
on ſent le beſoin qu'avoit la Médecine d'un Ouvrage nouveau,
plus exact, plus étendu, &
écrit de meilleure foi ; *Aſtr. Pref.
pag.* VI. Qui ne croiroit que ce
projet va être exécuté, & que
la Médecine va recouvrer tout
ſon luſtre par les ſoins d'un Au-

teur si zélé. Ses productions ont-
elles corrigés les vices qu'il a
remarqué dans les autres ; non
Monsieur , & vous connoî-
triez peu M. Astruc, si vous l'en
jugiez capable. Suivez - le à la
huitiéme page de sa Préface ,
vous l'entendrez faire le triste
aveu de son insuffisance. Il connoît trop bien ses forces , pour
oser se flatter de remplir ses
promesses. Il vous avouë natu-
rellement & peut-être pour la
premiére fois que l'orgueil & la
vanité ont dirigé cet Ouvrage :
de tels guides sont-ils amis du
vrai. Cependant ces Auteurs ,
dont on vient de faire le sinistre
apologue , ces gens qui ont
écrits sans force, sans génie ,
sans art , & qui ont effleuré
la matiere , font l'ornement de
l'Ouvrage qui les proscrit , &
il ne reste à M. Astruc que le

titre de plagiaire. Il nous affure cependant qu'il a parlé toujours avec la candeur & la bonne foi qu'on doit attendre d'un honnê-te homme. Je le renvoie aux Let-tres de Saint Côme chercher les preuves qu'il nous en a données.

Faites attention, Monfieur, à ce premier contrafte, & en effayant de le concilier, affer-miffez, s'il fe peut, le chance-lant Auteur qui nous affure dans fa Préface, page xxix. que la V..... fe maintient par un le-vain étranger qui fe perpetuë, ou plutôt qui fe renouvelle tou-jours, & qui à la page 255 du premier Volume de fa Traduc-tion, veut bien appuyer de fon autorité la fauffe opinion de quelques Auteurs fur la déca-dence prochaine du virus vé-nérien. Nous regardons comme fure, dit-il, la ceffation de la

V . . . . . & un peu plus haut,
des observations exactes & réï-
terées, me font voir depuis
long - tems que la V . . . . . s'a-
doucit de jour en jour. M. de la
Metrie, copiste scrupuleux de
M. Astruc, veut bien se prêter
à cette idée, toute fausse qu'elle
est, & il nous assure que ce mal
diminuant de jour en jour sen-
siblement dans ses effets, mour-
ra enfin vraisemblablement de
vieillesse. *Malad. Ven.* p. 93.

Ces deux Ecrivains également
prévenus l'un pour l'autre, &
qu'un même sort a misérable-
ment fait Auteurs, ont inutilement tentés de capter la con-
fiance du Public, en s'anonçant
pour experts dans une maladie
qui n'a jamais interrompu le loi-
sir ennuieux dont ils joüissent.
Si les effets de la V . . . . . semblent dans quelques sujets moins

funestes qu'autre fois , n'est-il
pas plus vraisemblable d'en at-
tribuer les causes à la diligence
qu'apportent à se faire traiter
ceux qui sont attaqués de ce
mal , ou à la bonne constitution
dont ils joüissent ; puisqu'il est
vrai que nous voyons tous les
jours des sujets dans lesquels
elle fait des désordres irrépara-
bles , pour peu qu'ils tempori-
sent. Bicestre , & les Petites-
Maisons sont des écoles ou nos
deux Ecrivains se seroient desa-
busés , quoiqu'on y mette en
pratique les frictions qu'ils res-
pectent si fort.

Si les effets de la V . . . . sont
si fort dégénérés , n'est - il pas
absurde de prescrire les frictions , lors même qu'il n'y a
point de preuves convaincantes
de levain vérolique ; & en se li-
vrant indiscretement aux con-

feils captieux de ce Médecin ;
ne courre-t-on pas le rifque de
perdre la vie, pour fe guérir d'un
doute chimerique. Ecoutons le
précepte qu'il nous donne , *p.*
148 T. 3. On doit confeiller les
frictions toutes les fois qu'on a
de fortes raifons pour préfumer
la V . . . . ; car dans cette affaire
importante, il ne faut pas attendre de démonftration , ce qui
n'arrive jamais , ou du moins ce
qui arrive toujours trop tard.
Cette conféquence ne préfente-
elle pas un travers qui n'exige
point de replique. Mais vous
allez apprendre une verité de
notre Docteur bien intéreffante,
à laquelle je fuis perfuadé que
perfonne n'adherera. Comme la
Médecine pourfuit - il , n'eft
qu'un art conjectural, on n'en-
treprendroit jamais la guérifon
d'aucune maladie , fi des con-

jectures graves & preſſantes ne
ſuffiſoient pas pour déterminer
à agir.

Grace à l'aveu de notre Docteur, nous voilà demaſqués, &
notre profeſſion, qui juſqu'ici a
été honorée de l'appui des principes juſtes & conſéquents,
n'eſt ſelon lui qu'un être ideal,
ſuſceptible des travers du capri-
ce. N'étoit-ce pas aſſez qu'elle
ſe reſſentît des ténébres de l'i-
gnorance dont nous voyons
enfin ſortir quelques-uns de
ceux qui étalent les honneurs
de l'hermine. Que la médecine
de M. Aſtruc ſoit conjecturale,
nous lui accordons volontiers,
& il trouvera dans Paris plus
d'un exemple qui le confirmera
dans ſon idée ; mais pour nous,
Monſieur, dont l'eſprit ſe reſſe-
re dans les limites de la raiſon,
nous ne jugeons des effets que

par les cauſes , & nous dévelop-
pons celles-ci par des principes
certains, que la nature & la phy-
ſique confirment.

Suivons notre Auteur dans ſa
retractation , & à l'exemple du
Satyre de la Fontaine , évitons
le commerce de cet homme qui
ſouffle , & le chaud & le froid ,
*page* 148. T. 3. Il faut cependant s'abſtenir des frictions lorſ-
qu'on doute de l'exiſtence de la
vérole , parce qu'un Médecin
qui a de la probité ne doit jamais employer légerement un
remede qui abbat les forces , altere aſſez ſouvent le tempéram-
ment , & que s'il n'eſt pas dangereux , eſt au moins toujours
nuiſible juſqu'à un certain point.

Cette regle apuyée ſur un doute, interdit une pratique, que la
ſeconde regle preſcrit plus haut
dans un autre doute. Dans l'une
le

le Médecin prudent agit , dans l'autre , le téméraire hasarde; mais qu'hasarde-t-il? un remede qui abbat les forces , altere assez souvent le temperamment , qu'on peut soupçonner dangereux , enfin toujours nuisible jusqu'à un certain point.

Que pensez-vous, Monsieur , de cette définition , pour moi je la trouve si heureuse, que je croi M. Dibon en droit de la révendiquer. En effet ce Chirurgien a-t-il dit autre chose depuis 25 ans , & ses ouvrages ne sont-ils pas remplis d'exemples des funestes effets qu'ont produits certains remedes usités, qui sans le secours du sien , auroient fait périr quantité de personnes à qui il a rendu la santé.

Ne perdez pas patience, Monsieur, notre Docteur va se noyer dans un océan de doutes , son naufrage eſt d'autant plus certain, qu'il a refuſé les ſecours de l'expérience de ceux qui avant lui ont traité la V......... Le doute eſt le fruit amer de l'ignorance ; on perſéverera toujours à ſoutenir à ce Docteur, qu'il y a des principes certains ; que leur lumiere diſſipe le cahos dans lequel il place cette maladie. Il ſe trouve néanmoins, dit-il, deux cas où il eſt non-ſeulement permis, mais où il eſt même à propos de s'écarter de cette regle, & d'employer les frictions dans une V..... douteuſe. Le premier, quand le malade doit ſe marier, alors il vaut mieux le ſoumettre à un traitement fâcheux, ennuyeux, peut-être inutile, mais pourtant ſans danger, que s'il donnoit la V.... à ſa femme & engendroit des

enfans attaqués de Rachitis, &c.
*Aſtr. p.* 148. 9. *Tom.* 3. Voici
une de ces exceptions, dont le
principe & la conſéquence pré-
ſente une conduite auſſi ridicule, qu'elle eſt dangereuſe.
L'Auteur de cette pratique a
cherché, ce me ſemble, de répan-
dre les doutes qui l'environnent,
ſur tous les états. Car dites-moi,
Monſieur, je vous prie, ſi un
ſeul de nos citoyens ayant un
des ſignes *démonſtratifs équivo-*
*ques*, avec un ou deux ſignes
*commémoratifs legers*, Aſtr. page
146. *Q.* 6. *T.* 3. ne pouvoit en
aſſurance ſe marier; ne réſulte-t-
il pas de cet aphoriſme, que tous
les hommes en général doivent
ſubir la torture des frictions,
avant de penſer à un établiſſe-
ment, dans la puerile crainte
d'engendrer des enfans attaqués

d'écroüelles ou d'autres maladies auffi fâcheufes que la V...
Eft - il rare en effet de trouver ,
ou plutôt ne trouvons - nous
pas tous les jours des perfonnes
que leur vertu & leur état mettent à l'abri des accidens de la
V.... & qui reffentent cependant de vives attaques de gou-
te ou de rhumatifme , & quelquefois tous les deux enfemble.
Et lorfque ces perfonnes nous
confultent & qu'elles nous font
le récit fidele de leur conduite ;
fommes nous affez cruels ou affez infideles pour les foumettre
à un traitement fâcheux , ennuyeux , inutile , mais pourtant
fans danger ?

Eft-il bien vrai que les frictions s'adminiftrent toujours
fans danger ; & notre Docteur
toujours en dedit avec lui - même , n'auroit-il pas tracé quel-

que part le tableau de cette tempête affreuse où périssent si souvent ceux qu'une indiscrétion aveugle fait embarquer sur cet océan affreux ? Oui , Monsieur, cette tempête est décrite à la p. 248. du troisiéme Tome , & je vais en citant l'Auteur , vous épargner l'inutile peine de le lire.

On observe , dit-il , ordinairement les accidens suivans , dans le premier periode des frictions. Quelquefois après la troisiéme & quatriéme friction, les glandes salivales ( tant les maxillaires que les parotides ) & les amygdales se gonflent tout d'un coup , & deviennent chaudes & douloureuses ; la langue grossit & sort de la bouche , le visage & la tête s'enflent , ce qui produit la difficulté d'avaler & de respirer , l'impoſſibilité d'articuler & de parler, l'aſſoupiſſement, la léthargie, la fiévre, &c. Ces accidens ſont funeſtes ſelon l'Auteur, & ſelon moi, ils entraînent néceſſairement un danger éminent : donc les frictions, outre l'ennui, l'inutilité, l'inquiétude qu'elles entraînent ſont dangereuſes, *page* 250. On prendra ſoigneuſement garde que la langue venant à s'enfler & à ſortir hors de la bouche, ne ſoit bleſſée par les dents inciſives, ou ce qui eſt encore pire, ne ſoit coupée comme on l'a vû quelquefois, &c. donc les frictions, &c. *p.* 251. quelquefois ſans aucun autre accident, le malade ſe trouve après la troiſiéme ou quatriéme friction attaqué de la fiévre, qui eſt continuë ou intermittente, violente, ou moderée, &c. mais qui

échauffe prodigieusement le dedans de la bouche, supprime ou
diminuë la salivation, produit
une difficulté de respirer, & est
suivie de tous les autres sympto-
mes de la fiévre, mais plus mau-
vais qu'ils ne le sont ordinairement, &c. donc les frictions,
&c.

Il arrive dans quelques maladies après la seconde ou troisiéme friction, une diarrhée fà-
cheuse au lieu du flux de bouche. Si on néglige cette diarrhée, elle dégénere bien-tôt en
une dissenterie manifeste, accompagnée de tranchées cruelles,
& d'un tenesme presque conti-
nuel ; dans lequel les malades
ne rendent avec beaucoup de
peine qu'un peu de matiere muf-
queuse & sanguinolante, & où
le plus souvent ils ont une petite fiévre, qui revient ou redouble

de tems en tems. *Aftr. p.* 255.
*Tom.* 3. donc les frictions, &c.

Vous voyez, Monſieur, que
cette méthode de traiter entraî-
ne avec elle des accidens plus
fâcheux que celui même pour
lequel on l'a preſcrit, & quand
il ſeroit vrai ( ce qui eſt faux )
que les frictions fuſſent l'unique
antidote vénerien, ne ſeroit-il
pas plus prudent, pour de certains ſujets, de ſe livrer à une
cure palliative, qu'à une curati-
ve, dont les ſuites ſont ſi dangereuſes ? Mais notre Auteur va
vous confirmer cette vérité, en
vous décrivant les autres accidens du ſecond période, *p.* 263.
*Tom.* 3. Dans le fort du traitement il eſt ordinaire aux perſon-
nes qui ſont ſujettes à la phthi-
ſie, à la toux, à l'hémophtyſie,
de cracher du ſang tout pur,
liquide, vermeil, écumeux,
tantôt

tantôt mêlés de pituite , noir , épais & en grumeaux : ce qui eſt toujours dangereux de quelque maniere qu'il arrive , & demande un prompt ſecours. Enfin voilà notre indiſcret Auteur qui ſe trahit lui-même ; il reconnoît le danger, où les frictions expoſent ceux qu'il perſuade de s'y ſoumettre , & il ne ſera donc plus vrai que les frictions ſoient ſeulement un traitement fàcheux , ennuyeux , peut - être inutile & ſans danger , puiſqu'elles auront encore le funeſte retour d'être mortelles. On allégueroit inutilement pour la défenſe des frictions , qu'elles ne ſont nuiſibles qu'à certains temperamens ; qu'en général elles ſont ſans danger. Ceux qui les pratiquent conviennent de bonne foi que ce danger eſt reverſible ſur toute

C onſti

les conſtitutions de temperamens ; les accidens changent de
forme , ſans être moins malins ;
nul ne ſe ſouſtrait à cette mali-
gnité , & notre Auteur n'a pû
ſe refuſer à cet aveu.

Les accidens du troiſiéme période vous détermineront ſans
doute à porter ſur les frictions
le jugement qu'en a porté M.
Dibon , & avec lui tant de bons
Praticiens, tous bien convaincus
qu'on peut guérir de la V .. ſans
ſalivation. Que de belle bouches
conſerveront leurs ornemens !
*page* 275. *T.* 3. le dedans de la
bouche eſt quelquefois cruelle-
ment rongé par un grand nombre d'ulcéres profonds , ſordi-
des , phagedeniques , difficiles
à cicatriſer , qui entretiennent
une ſalivation qu'il eſt preſque
impoſſible de moderer , bien-
loin de pouvoir l'arrêter, & qui
jette les malades dans l'amai-

griffement & le marafme.

*Page* 282. *T*. 3. Il arrive quelquefois lorfque les ulcéres de la
bouche viennent à fe cicatrifer,
la langue , dont les côtés fe
trouvent rongés , furtout vers
la racine , fe colle à la partie intérieure des gencives , les gencives à la face intérieure des
jouës , la luette à la voute du
palais , &c.

Enfin il refte quelquefois après
la guérifon des ulcéres , un fer-
rement de bouche, appellé com-
munément bridure. La machoi-
re inférieure fe trouve alors
prefque immobile & tellement
ferrée contre la fupérieure, que
la bouche ne s'ouvre que peu
ou point du tout : ainfi il eft
difficile , ou prefque impoffi-
ble , d y introduire des alimens
folides & de les macher , ni même de former des fons articulés.

C ij

*p.* 283, *T.* 3. Ce mal eſt d'autant plus fâcheux qu'il eſt ſans reméde. *p.* 284. *T.* 3. Ce prononcé eſt auſſi honorable pour notre Auteur qu'il eſt conſolant pour ſes malades. Voyons ſes concluſions, *p.* 286.

Pourquoi donc amuſer ſi long-tems les malades par des eſpérances frivoles ? ou, ce qui eſt encore pire, pourquoi ajouter chaque jour de nouveaux tourmens à ceux qu'ils ſouffrent déja? Il vaut mieux leur apprendre que leur mal eſt incurable, afin qu'au lieu de chercher une guériſon chimerique, par des remédes qui ne ſçauroient être que nuiſible, ils travaillent à ſe procurer des ſoulagemens qui ſoient utiles, ſans être nuiſibles. Ainſi comme ils ne peuvent introduire dans la bouche, ni macher des alimens ſolides, il faut qu'ils ſe contentent des liquides, qu'on fera entrer par la petite fente qui reste entre les deux rangées de dents, ou, en tout cas, par l'ouverture qu'on pratiquera en arrachant exprès une dent. C'est par ce moyen qu'ils pourront prolonger leur vie d'une manie-re supportable, pourvû qu'ils s'accoutument à souffrir patiemment un mal qu'on ne sçauroit guérir. *

* On ne conçoit pas comment M. Astruc, après l'aveu qu'il fait des conséquences funestes qui suivent l'usage des Frictions, a pû s'élever avec tant de hauteur contre ceux qui ont tâché de se frayer une route plus sûre pour les malades : car enfin il faut aller au bien de la chose, & lorsqu'un Médecin entend parler d'un Remede, il ne s'agit pas de le rejetter d'abord, parce qu'il ne le connoît pas ; il est de notre devoir de l'examiner en lui-même, s'il se peut, ou du moins dans ses effets ; & lorsque l'efficacité en est reconuüe, il faut se dépoüiller de toute partialité, & s'intéresser à le faire connoître. M. Astruc n'a pas daigné se livrer beaucoup à l'examen des Reme-des particuliers contre lesquels il a tant dé-clamé dans son Traité *de morbis venereis* ; des

Est-ce donc là , Monsieur , ce traitement réservé aux malades de M. *Astruc* ? Sont-ce là les ressources de sa pratique pour les délivrer d'un doute qu'il leur a donné ? Peut-on sur un doute

*on dit* , des *peut-être* , lui ont tenu lieu de démonstration ; & en conséquence il a prononcé sur l'insuffisance , l'inutilité , & le danger des Remedes , dont l'expérience a aujourd'hui confirmé l'efficacité. Je n'ai pas cru devoir me conduire de même , j'ai toujours été pour l'usage des Frictions ; mais en faisant des vœux pour la découverte d'un Remede plus facile à administrer , & moins dangereux dans ses suites. J'ai vû plusieurs expériences de differens secrets , je n'ai eu garde de m'en mocquer ; j'ai examiné , & lorsqu'après de mures réfléxions, j'ai cru ne pouvoir pas approuver entierement ce qui étoit proposé , je n'ai cherché qu'à encourager les Auteurs des Recherches , parce que je crois que tous ceux qui s'attachent à être un jour utiles au Public , méritent de notre part toutes sortes d'égards ; s'ils ont le malheur de ne pas réussir , on doit du moins quelques éloges aux efforts qu'ils font pour se rendre utiles ; c'est faire un acte de justice. A combien plus forte raison doit-on se déclarer en faveur de ces Artistes laborieux , lorsque des expériences constamment heureuses mettent le sceau à leurs découvertes. Voilà

hazarder la vie d'un malade
dans un labyrinthe d'accidens,
dont il paroît impossible de le
tirer ; & le public ne sçaura-t'il
pas toujours gré à ceux qui par
de longs travaux & des dépen-
en particulier ce qui m'a fait prendre le parti
de M. Dibon, il y a si long-tems que je le
vois opérer, il y a si long-tems que j'examine
les effets de son Remede avec des yeux déga-
gés de toute prévention, qu'en vérité je ne
puis souffrir qu'aujourd'hui on s'avise de le
traiter de Charlatan ; j'avouërai que l'amour
de ma profession m'avoit indisposé contre un
Chirurgien qui donne des Remedes de sa façon, aujourd'hui même je souhaiterois que ce
fût plutôt un Médecin qui eût son secret ;
chacun s'intéresse pour son corps ; d'ailleurs
les connoissances sçavantes sont de notre ressort ; nous sommes toujours portés à ne laisser
aux Chirurgiens pour tout district que l'ope-
ration de la main : mais enfin lorsqu'ils font
des découvertes heureuses, pourquoi leur en-
lever le fruit de leur travail ; pourquoi se refuser à l'évidence. L'Anonime qui a pris le
parti de M. Astruc, a vû des personnes man-
quées par M. Dibon ; il en a vû d'autres sortir
de ses mains extrêmement maleficiées : mais
ces faits sont formellement démentis par M.
Dibon. D'ailleurs l'Anonime n'en donne aucune preuve ; si j'en avois vû, je ne dis pas

ses infinies tentent les moyens de le délivrer de cette pratique dangereuse, où la routine tient lieu de sçavoir.

Si moins prévenu en sa faveur, M. Astruc eût voulu se conci-

autant que l'Anonime, mais quelque chose seulement qui pût en approcher, j'avouë que comme Médecin, je n'en aurois pas été absolument fâché, & je ne me serois pas contenté de rapporter nuëment & simplement des faits aussi importans, quoiqu'après tout, que pourroient prouver quelques malheurs? Tout au plus que le Remede de M. Dibon n'est point infaillible, & dans ce cas il est au niveau de tous nos Remedes même les plus sûrs. Quel est le Médecin qui n'a pas échoüé dans nombre de maladies, pour lesquelles nous avons cependant d'excellens Remedes, mais dont l'efficacité se trouve arrêté, sûrement par quelque cause; mais qui est-ce qui est assez habile pour la découvrir; & s'il arrive qu'on y parvienne, n'arrive-t-il pas souvent que c'est après qu'il n'y a plus de Remede à appliquer? On fait l'ouverture d'un corps, & l'on est étonné d'y appercevoir des causes de mort qu'on ne pouvoit point prévoir, & c'est alors que d'un autre côté on n'est plus étonné d'avoir vû échoüer des Remedes, qui auroient réussi dans toute autre circonstance.

lier la bienveillance publique,
ne devoit-il pas prudemment,
loüer le zele qui a animé tant
d'Auteurs, & démontrer sans
aigreur les fautes qu'ils ont pû
faire ? supposé qu'il soit Juge
compétent pour cela. Mais au
contraire, je ne vois dans le cinq
& sixiéme Livre de ce Compila.
teur, qu'une arrogance qui se
soutient dès le commencement
jusqu'à la fin. (*)

Ne seroit-ce pas pour épar-

(*) Le ton décisif est le ton favori de M.
Astruc, on le lui a assez reproché : mais rien
ne peut le corriger. Cependant on l'a attaqué
assez vivement ; on l'a démasqué aux yeux du
Public ; les titres pompeux dont ce Médecin
avoit décoré le frontispice de son Livre , ont
perdu leur lustre ; ces titres dorénavant ne
seront pas d'une autre espèce que ceux dont
on décore bien des personnes qui sont assez
sensées pour ne point s'en enorgüeillir. C'est
ainsi que l'Abbé Perotin, ci - devant Frere
Apoticaire des Religieux de Nazareth , est
aussi bien que M. Astruc , Médecin de S. A.
R. Monseigneur le Duc d'Orleans.

gner à M. *Aſtruc* la mortifiante
Epithete , d'être un homme
plein de lui - même & arro-
gant dans ſes déciſions , que
Monſieur Sault ſon Traducteur , n'a pas voulu habiller
à la Françoiſe le Pédanteſque ,
qui eſt l'ame de ces deux Livres.
J'ai lieu de le ſoupçonner & ſa

On trouvera ſans doute qu'il étoit inutile
d'entrer dans tous ces détails , peut-être même verra-t'on avec peine un Médecin d'une
Faculté étrangere à celle de Paris , marquer
tant d'indiſpoſition contre un Confrere de
même eſpece ; mais en verité on ne peut
s'empêcher d'être indigné de voir le Corps
Chirurgical ( Corps ſi néceſſaire à l'Etat )
être l'objet de la mauvaiſe humeur & des
mépris de M. Aſtruc ; la conduite de ce Médecin eſt diamétralement oppoſée à la raiſon ,
& ſa pratique fait aſſez voir depuis long-
tems que les Chirurgiens ſont plus néceſſaires à la ſocieté qu'un Médecin de ſon eſpece.

En effet , combien y en a - t'il , parmi eux
plus en état de conduire une maladie que la
plûpart des Médecins ? Combien de malades
périroient entre les mains de ces derniers , ſi

Note vous le perſuadera. On n'a point traduit en françois ces deux Livres, parce qu'on ne les a pas cru néceſſaires à ceux en faveur de qui on a traduit les quatre premiers. *Pref. p.* XXVII. Cette modeſte obſervation fait honneur au Traducteur & charge ſenſiblement l'Auteur. Mais

l'experience des Chirurgiens, la grande habitude qu'ils ont de voir des malades, & l'attention qu'ils apportent à examiner le commencement, le progrès, les differentes phaſes des maladies, ne les mettoient en état de ſecourir promptement & efficacement des malades, à l'état deſquels de brillantes conſultations n'apportent ordinairement aucun ſoulagement. Ce qu'on dit ici des maladies en général doit s'entendre encore bien plus particulierement des maladies veneriennes, dont le traitement doit appartenir particulierement au Chirurgien.

C'eſt une verité dont tout Médecin, qui ſera de bonne foi, ne fera pas difficulté de convenir. En vain M. Aſtruc voudroit-il être privilegié ſur cet article. Comment oſeroit-il ſe mêler du traitement d'une maladie dont il n'a aucune teinture que celle qu'il a cru en supposant cette Traduction nécessaire, pour faire apprétier le mérite de l'Auteur, le public a recouvré dans M. de la Metrie la perte qu'il auroit faite: & bien qu'il soit vrai que la table Chronologique qu'il a traduite, ne renferme rien, ainsi que le traité qui précéde & qui suit, nous ne lui devons pas moins de reconnoissance pour les soins qu'il a pris, puisqu'il nous met

ramasser dans la poussiere de son cabinet, un homme qui veut paroître universel, risque souvent de paroître ne rien sçavoir aux yeux des connoisseurs. Malheureux dans les maladies ordinaires, ce Médecin a cru se distinguer en s'annonçant pour fort habile dans la connoissance d'une maladie, au fait de laquelle on lui a déja démontré plus d'une fois qu'il n'étoit point du tout; d'ailleurs la maladie dont il s'agit ici, sera toujours, comme on l'a dit cent fois, du ressort de la Chirurgie; parce qu'elle est presque toujours accompagnée d'accidens qui demandent nécessairement l'œil & la main du Chirurgien.

par-là à portée de juger de son mérite.

Pour vous rendre sensible la superbe de M. *Astruc* , & vous detromper une bonne fois sur les connoissances chymiques , je vais extraire le jugement qu'il porte sur quelques-uns de nos Auteurs François.

Je ne puis me dispenser de vous faire part auparavant de quelques traits de l'érudition de cet Ecrivain. Je ne doute pas que vous ne soyez, avec les honnêtes gens , indigné des observations scandaleuses qu'il fait sur le compte des Princes de l'Eglise ; mais au moins serez-vous persuadé, que ce n'est point insulter ce Médecin que de lui faire l'application du proverbe d'Erasme , *mali corvi nascitur ovum malum.* C'est au sujet du Docteur Manardi , qui vivoit

au commencement du sixiéme
siécle. Dans la recherche des
Ouvrages de ce Médecin sur
les maux Vénériens, il dit qu'il
a écrit quatre Lettres , dont
voici le précis sur la troisiéme.

*Tertia est consilium medicum pro
Reverendissimo Cardinale Campe-
gio, id est, pro Laurentio Campe-
gio, &c. Tituli Sanctæ Mariæ
trans-Tiberium Episcopo Cardinale
Sabino & Palestino, &c. In ea
(Manardus) præscribit, quà me-
thodo ligno indico sive sancto uten-
dum sit, &c.*

*Demum quarta, medicum quoque
consilium est pro Episcopo Cracoviensi in Poloniâ.*

*Extant aliæ duæ Epistolæ de eo-
dem Episcopo Cracoviensi scriptæ,
ex quibus liquet hunc Episcopum
(imbecillitate ventriculi & omnium
principalium membrorum laboras-
se) ex reliquiis subdoli & atrocis*

*morbi Gallici vocati , ex hydrargi-*
*ro per quod sanari visus est , dere-*
*lictâ.* Aſtr. Edit. 1736. T. 446.

M. de la Metrie n'a pas rou-
gi de ſuivre les traces de M.
*Aſtruc ,* & de nous donner cette
riche Traduction ſi néceſſaire
pour le public , & qui répand
dans la pratique des lumieres
dont ils nous apprendront l'application.

La certitude des faits pourroit excuſer notre Auteur, mais
croiriez-vous , Monſieur , que
par des conjectures , que lui ſeul
veut bien former , il donne gra-
tis & de gayeté de cœur la V...
à un Prelat , comme le fruit de
ſon incontinence. C'eſt dans
l'article de *Bartholomée Monta-*
*gnana ,* qui a écrit vers le mi-
lieu du ſixiéme ſiécle où il dit :
*Coïtus ſit temperatus & ineun-*
*dus celebratâ jam primâ & ſecun-*

*dâ digestione , cum mediatur dis-
positio in digestione tertiâ ; & M.*
Astruc ajoute , *Egregium sanè
consilium quod daretur Episcopo & si
vera conjicio , Episcopo* 60. *annos
jam nato , &c.*

*Conjectura est neque sanè inanis,
consilium hocce , de quo agitur scriptum fuisse in gratiam* Georgii
Martinusii , *quippe nullum alium
novi , qui ab ingressu luis venereæ
& Episcopus & hungriæ , Prorex
simul fuerit , &c. Proinde si vera
conjicio , consequens est consilium
medicum, de quo quæstio est ante an-
num* 1541. *scriptum fuisse.* Astr. p.
467. que répondre à cet Augu-
rateur dangereux, que ses conjectures vrayes sont inutiles
pour apprétier le mérite de
l'Auteur qu'il cite ; que si elles
sont fausses, ce qui est plausi-
ble , elles caractérisent la noir-
ceur de ses sentimens , & cet
éloignement

éloignement du respect, où on a droit de le soupçonner, dû aux dignités Ecclesiastiques.

Le premier Médecin François qui choque M. *Astruc* est *Charles Thuillier* de Roüen, Médecin de Paris, qui vivoit il y a trente à quarante ans. Est-ce l'ignorance ou le peu d'esprit de cet Auteur qui le rend méprisable ? non ; *Thuillier* suivant son critique, avoit une érudition qui soutenoit la grandeur de son génie. *Fatendum est nec ingenium, nec eruditionem in illo Autore desiderari.* Astr. pag. 539. Quel est donc son crime ? Le voici : ce Medecin possédoit un Remède assuré contre la V... ; il n'en a pas laissé la recepte ; & dèslors, *nec probus vir, nec Ingenuus Medicus fuit.* Pour mériter à cette définition heureuse du caractere de Thuillier, le suffrage du public, vous croyez fans doute que M. *Aſtruc* a des preuves à la main, pour conſtater l'inefficace vertu du Remede qu'il proſcrit, point du tout, Monſieur, un peut-être, voilà ſa preuve. *Si quid autem conjecturâ valeo, opinor Anti - Venereum illud arcanum à Carolo* Thuillier*, tantopere venditatum, ex mercurio & antimonio componi.* Et moi au contraire : *Opinor illud arcanum ex lignis confectum.* Qui nous mettra d'accord ? Voudriez-vous bien être notre Juge ; vous ſçavez, & quelqu'un l'a dit à M. *Aſtruc,* que ſes connoiſſances dans la Chymie étoient trop reſerrées pour avoir force de loi. *Thuillier,* ſuivant M. *Aſtruc,* a caché par avarice ſon Remede, *quod laudet & extollat præparationem, de induſtria celet ;* cependant, qui le croiroit ? M. *Aſtruc* l'a découvert, & pour s'accréditer au-près des Sçavans, à l'aide d'un peut-être, il l'annonce : *Forsan quoque adhibuit cinnabarim anti-monialem sequenti modo paratam*, &c. Aftr. p. 539. O LEPIDUM CAPUT.

Je passe rapidement à l'article de M. Dibon. Ce Chirurgien est à M. *Astruc*, ce que la lime fut au serpent. Envain a-t-il tenté de rappeller à lui le public par une déclamation piquante contre la pratique de ce Chirurgien. Ce même public justement prévenu en faveur d'un Remede reconnu si souvent salutaire, a paru n'être point sensible à ses cris. La critique de ce Médecin a passée pour une satyre, & Dieu sçait le cas que l'on fait aujourd'hui de la satyre ? En effet, Monsieur, de quoi s'agit-il entre ces deux Messieurs, d'un Remede que le Médecin qui l'ignore, dit être peu certain & insuffisant à la cure de la V.....; que le Chirurgien au contraire affirme & démontre par une suite d'expériencesbon, efficace & sans retour. Pour les concilier voici l'unique moyen, je me charge de le faire accepter à M. Dibon, & je vous prie d'y faire souscrire M. *Astruc.*

Ces Messieurs se donneront réciproquement un certain nombre de Vérolés, ils choisiront l'un pour l'autre des Juges dans la Faculté; ils les traiteront en liberté, suivant leurs principes, ils se soumettront à l'Arrêt qui sera prononcé pour ou contre l'une & l'autre pratique; & celui qui sera jugé dans l'erreur sera tenu d'en faire un aveu public. Cette proposition me paroît trop convenable pour être rejetté , & il me semble qu'elle répond assez bien à celle que M. Astruc vous propose à la page 13 de sa Lettre.

Ce Médecin dans cette même Lettre entreprend M. Dibon sur la plupart des cures qu'il a citées dans son dernier Ouvrage ; il semble d'abord les révoquer en doute & vouloir les rendre suspectes au public : mais ce Docteur n'a pas pris garde, que tous les efforts qu'il pouvoit faire pour détruire des faits, appuyés sur des témoignages de personnes dignes de foi & encore existentes , seroient inutiles ; en effet , pour réfuter solidement les cures que M. Dibon a citées en faveur de son Remede , il falloit en faire voir la fausseté , & pour cela il étoit nécessaire de discuter les témoignages des particuliers , qui assurent avoir été gué-

ris , l'attention que ce Chirurgien a euë de nommer les perfonnes guéries , & d'indiquer
leurs demeures toutes les fois
qu'il lui a été permis , mettoient
M. Aftruc en état de fatisfaire
fa curiofité.

Ce Critique ajoûte que la plûpart des cures qu'il a citées dans
fon Ouvrage , n'avoient point
pour objet une maladie vérolique ; ainfi quand même elles
feroient auffi réelles que le prétend M. Dibon , elles ne prou-
veroient point l'efficacité de fon
Remede pour les maladies vénériennes. M. Dibon lui répon-
dra qu'il a fouvent eu pour objet de prouver que fon Remede
tendoit à la purification du fang,
& c'eft ce que démontre la cure
de ces maladies differentes de la
V . . .

Je releverois ici avec plai-
fir ce que M. Aftruc a avancé

dans ſon Livre contre ce Remede ſi connu, mais une réponſe
qui vient de paroître aujour-
d'hui à la Lettre qui vous a été
écrite, me diſpenſe de ce ſoin.
Si vous avez du goût pour le
vrai beau je vous envoyerai cette piéce, je croi que M. *Aſtruc*
y reconnoîtra que M. Dibon,
à qui il donne plus de bonheur
que de ſçience, a ſçu nous per-
ſuader, qu'il y a plus d'honneur d'être moins ſçavant, &
cependant néceſſaire, que d'ê-
tre ſçavant inutile & malheureux.

Je n'ai pas été moins ſurpris
moi-même que le ſera M. *Aſtruc*,
de trouver à la ſuite de cette
Lettre une liſte de ces hommes
Illuſtres qui mépriſent l'épitete
honteuſe, dont vainement les
charge ce Médecin; ces grands
Médecins, ces Chirurgiens ſça-

vans , ont des ſecrets ; ſi vous me demandés à quelle fin , c'eſt pour ſuppléer à l'inſuffiſance de ces diſpenſaires mal ordonnés , où puiſent les Compilateurs ſteriles. Du nombre de ces gens à ſecrets , ſont huit à dix Médecins , & quinze ou vingt Chirurgiens dans Paris , conſultés ſouvent trop tard , & preſque toujours la reſſource des malades abandonnés. M. Dibon auroit pû compoſer comme M. *Aſtruc* de gros Volumes inutiles , il le pouvoit en rapportant tous les Poſſeſſeurs de ſecrets.

Cependant je ſuis ſurpris que dans le nombre qu'il a extrait , il ait oublié de citer un homme à ſecret qui s'eſt ſi fort diſtingué & à qui le public a recours ſi ſouvent. Vous devinés ſans doute M. Arnoult , Poſſeſſeur du ſachet anti-apoplectique , c'eſt de lui

lui en effet que je veux parler.
Je suis persuadé que M. Dibon
lui rendra le témoignage que
j'avance, puisqu'il a si souvent
ordonné & avec succès le Sa-
chet anti-apopleƈtique à quelques-uns de ses malades. Vous
sçavez en mon particulier ce
que je vous ai mandé à ce sujet, & combien d'effets mira-
culeux j'ai vû opérer dans notre
Province par le secours de ce
Remede. C'est un secret, & je
vous avouë que je suis peut-
être aussi fâché que M. Astruc
que ce Remede reste si long-
tems secret ; mais j'espere que
pour le bien de la Patrie, il
sera public quelque jour ; c'est
au moins ce que doivent dési-
rer les honnêtes gens.

Quoique M. Dibon paroisse
irrité dans sa Lettre contre les
Anonimes, faites-moi la grace,

je vous prie , de me préſenter
tel à M. Aſtruc. La verité que
j'ai défenduë dans cette Lettre
pourroit me brouiller avec lui.
Je redoute en lui la plume &
la pratique.

Je viens d'apprendre , en fi-
niſſant cette Lettre , que M.
Aſtruc ſe plaint vivement de la
façon dont M. Dibon a parlé
de lui dans ſa Réponſe à la
Lettre anonime ( qui eſt ſure-
ment l'ouvrage de M. Aſtruc ,
quoiqu'il la déſavouë ) ; je ne
vois pas le tort que pourroit
avoir ce Chirurgien : le Médecin déclare hautement , *qu'il
ſe croit diſpenſé de toutes ſortes d'é-
gards , qu'il ne veut avoir aucun
ménagement avec un homme qui
annonce un ſecret dont il ne décou-
vre pas la compoſition.* M. Dibon
de ſon côté fait voir dans ſa
Lettre *qu'il ſe croit diſpenſé de*

*toutes fortes d'égards, & qu'il ne veut avoir aucun ménagement* pour quelqu'un qui annonce des faits graves, de la réalité defquels il ne peut donner aucune preuve, & dont l'expofé même eft des plus ridicules; tel eft ce malade manqué, dit l'Anonime, par M. Dibon, fur le corps duquel on voit toujours croître à vuë d'œil de nouvelles *éxoftofes*; le corps de ce malade ainfi meublé d'*éxoftofes* doit former aujourd'hui un fpeƈtacle très - curieux; ne fût-ce que pour fatisfaire la curiofité du Public, M. Aftruc devroit produire ce fujet; M. Dibon lui-même lui en a fait le défi, non - feulement par rapport à ce malade, mais encore par rapport à plufieurs autres prétendus-manqués par ce Chirurgien. Si M. Aftruc ne se sert pas au plutôt de son Anonime pour donner quelque couleur aux faits qu'il lui a fait avancer dans sa Lettre, je ne sçai comment il pourra desormais attaquer solidement qui que ce soit : car enfin, des faits graves reprochés hautement de sa part, & démentis formellement par M. Dibon, avec un défi de produire aucune preuve, demandent nécessairement que celui qui a fait les reproches s'explique un peu nettement, sans cela peut-on s'empêcher de le soupçonner d'imposture & de calomnie ?

M. Dibon avance aussi des faits contre M. Astruc, mais tout le monde en sçait la réalité. On sçait par exemple que cet homme, respectable par son caractere, & connu par la place qu'il occupoit, dont ce

Chirurgien parle, *page* 74 de sa Réponse à l'Anonime, étoit le Curé de S. Médard cruelle-ment tourmenté par une hu-meur scorbutique, qui avoit déja fait des ravages si confide-rables, que les os de la ma-choire étoient presqu'entiere-ment cariés, M. Dibon avoit conseillé au malade de faire usage de l'excellent Antiscor-butique de M. Mouret; mais M. Astruc qui tranche toujours du grand Médecin, se chargea fiérement du soin de sa guéri-son. Il mit d'abord en usage la casse & le petit-lait pour fon-dre des glandes (*) qui étoient

(*) La Casse & le petit-lait employés pour fondre des glandes, me rapelle l'Aloës or-donné à une Dame par M. Astruc pour la guérir d'un schirre à la matrice. *De l'Aloës! Monsieur*, dit M. Chirac au Médecin, *de l'A-loës dans une telle maladie!* De la Casse & du petit-lait pour guérir une humeur scorbu-tique!

furieuſement engorgées, il ſub-
ſtituoit, diſoit-il, ce Remede
aux Sudorifiques ; un mois
après il employa des Bols fon-
dans, qu'il compoſoit & qu'il
adminiſtroit lui-même, le malade n'en put prendre que pen-
dant dix à douze jours ; parce
que, comme l'a obſervé M. Dibon, la mort du malade barra
le Médecin dans le cours de ſon
expérience. J'ai ſçu le détail au
juſte de tout ceci par M. F....
qui étoit le Chirurgien ordinaire du malade ; il a même
écrit à ce ſujet une grande Lettre à M. Dibon, que ce Chirurgien a fait voir, mais il n'a pas
voulu la confier, je ne ſçai
pour quelles raiſons.

Au reſte je ne ſçai pas non plus
pourquoi M. Aſtruc, qui n'avoit
jamais rien eu à démêler avec
M. Dibon, s'eſt aviſé depuis

quelques années de vouloir le traduire comme un homme qui s'en fait accroire sur la vertu de son Remede , rien n'est plus simple que ce qu'il en dit lui-même : il se donne pour avoir un Spécifique très-sûr pour guérir la V... & cependant pour les accidens les plus ordinaires appellés ch.... il avouë ingénuëment, qu'après environ 20 ans d'expériences , il n'a pas encore trouvé un Remede infaillible.

M. Astruc dira peut - être que quelque circonstance particuliere m'oblige à parler favorablement de M. Dibon ; mais je proteste ici, que c'est en faveur de son Remede & de nos Citoyens ; j'ai vû des effets surprenans dans ces cas mêmes , que M. Astruc appelle équivoques & dans des maladies

qui avoient réfisté à des Remedes adminiftrés par nos
grands Maîtres : c'eft après
avoir vû, que je parle ; il ne
tenoit qu'à M. Aftruc de s'é-
claircir, il fe feroit épargné
les juftes reproches que lui fait
M. Dibon, qui doivent morti-
fier un Médecin qui court après
une réputation dans la pratique
des maux veneriens; mais, Monfieur, ne vous paroîtra-t'il pas
nouveau, & euffiez-vous jamais imaginé qu'à fon âge M.
Aftruc eût eu de pareilles idées.

Sans des affaires particulieres
qui prennent tout mon tems, je
vous aurois parlé ici des motifs
qui ont engagé ce Médecin à
compofer le vafte Ouvrage, où
il prétend avoir traité à fond les
maladies V… je vous aurois fait
voir que ce ne font que problê-
mes ambigus, & traductions dé-
guifées,

fées des compilations ennuyeu-
fes, pleines de contradictions,
un mépris marqué contre tous
les Auteurs, qui tous enfemble
l'ont fait Auteur lui - même, &c.
Si j'apprens qu'il fe récrie contre les faits vrais que je vous
préfente, je ferai fonner le
tocfin, afin que chacun foit
fur fes gardes avec ce nouveau Praticien ; je mettrai
toutes affaires à l'écart pour
vous éclaircir plus particulierement fur fon Ouvrage, que
je vous prie d'examiner à vos
heures perduës ; vous verrez
que je fuis fondé fur tous les
faits que j'avance dans la Lettre que je vous adreffe.

J'ai l'honneur d'être, &c.

*A Reims, ce 15 Mai*
*1742.*

9 782329 219196